ESSAI MÉDICAL

SUR

L'ABUS ET LE DANGER DES EXPECTORANS,

AU DÉBUT ET DANS LE COURS

DE LA

PHTHISIE PULMONAIRE

MIS A LA PORTÉE DES PERSONNES DE TOUTES LES CLASSES ET DE
TOUTES LES CONDITIONS.

Par Alexandre BOUMARD.

ESSAI MÉDICAL

SUR

L'ABUS ET LE DANGER DES EXPECTORANS,

AU DÉBUT ET DANS LE COURS

DE LA

PHTHISIE PULMONAIRE

MIS A LA PORTÉE DES PERSONNES DE TOUTES LES CLASSES ET DE
TOUTES LES CONDITIONS.

ESSAI MÉDICAL

SUR

L'ABUS ET LE DANGER DES EXPECTORANS,

AU DÉBUT ET DANS LE COURS

DE LA

PHTHISIE PULMONAIRE,

Mis à la portée des personnes de toutes les classes et de toutes les conditions;

Par Alexandre BOUMARD.

On seconde, on provoque même bien trop souvent, l'expectoration dans la phthisie pulmonaire déclarée, et même aussi quand il n'existe encore qu'une simple tendance à cette maladie; lorsque tous nos efforts doivent tendre et contribuer à l'empêcher d'avoir lieu.

L'AUTEUR.

J'écris librement aujourd'hui ce que je n'ai pu pratiquer au lit du malade, qu'avec l'asservissement comparable à celui d'un pauvre Paria, relativement à son culte religieux; tant il est de vérité constante, qu'il est plus courageux que prudent de combattre les idées admises et même les préjugés les plus absurdes, lorsqu'ils sont une fois adoptés et soutenus par les masses.

Extrait des pensées de L'AUTEUR.

ROUEN,

IMP. GÉNÉRALE. — A. SURVILLE, IMPRIMEUR DE LA COUR ROYALE,
rue des Bons-Enfants, 46.

1845.

AU

DIGNE INTERPRÈTE D'HYPPOCRATE,

Le Docteur E. PARISET,

SECRÉTAIRE PERPÉTUEL DE L'ACADÉMIE ROYALE DE MÉDECINE,

DE L'INSTITUT, ETC., ETC.,

Gage de la plus haute estime.

A

LA MÉMOIRE

DE

MON PÈRE

ET A CELLE DE

MA MÈRE,

Gage de tendresse et d'un souvenir inaltérable.

PRÉFACE.

—

On lit sur les murailles de presque toutes les villes de France, et surtout sur celles de Paris, des annonces de sirops et autres spécifiques, ayant la propriété, *disent les prospectus*, de guérir les inflammations de poitrine, aussi bien les plus invétérées que les plus récentes.

Si l'homme de l'art voit bien différemment et ne donne pas dans ce piége, il n'en est pas de même des malades, sur qui la cupidité fait une infâme spéculation; que de gens paient de leur bourse, de leur santé et même de leur existence, ces faux spécifiques si audacieusement annoncés et vendus!

C'est dans un but d'utilité publique, que je signale ici l'abus des remèdes expectorans au début de l'inflammation aigüe des organes de la respiration.

Puissent les malades qui liront cet écrit, fixer toute leur attention sur l'usage fait à contre-tems, des pâtes, des pastilles, des gelées, du jus, des extraits, des sirops etc., remèdes dits Expectorans, qui, le plus ordinairement, ont le grand inconvénient d'exciter la membrane qui tapisse les bronches, la base de ces Expectorans si vantés, étant presque toujours un narcotique dont l'effet, stupéfiant au premier abord, est bientôt suivi d'une réaction qui ajoute à celle que détermine la nature.

Beaucoup de malades ont l'habitude de qualifier les rhumes, même ceux qui sont intenses, de maladies absolument indignes d'un traitement méthodique; cependant, la fréquence de ces inflammations et les mauvais traitemens ne peuvent-ils pas déterminer une maladie des bronches d'abord, puis par communication, des points de suppuration dans le parenchyme du poumon même?

Une réaction favorable termine bien souvent sans remèdes, ces inflammations trop communes et lorsqu'elles sont légères; mais il faut bien penser que ce ne peut être que sur dés personnes bien conformées, et qui savent encore s'abstenir de tout ce qui pourrait,dans ces circonstances, ajouter au stimulus réactionnaire, déjà trop énergique.

La nature conservatrice oppose une lutte, une réaction à l'état morbide; le médecin l'apprécie, la juge, la modère, l'excite ou l'aide, suivant l'indication; et si tous ces efforts réunis sont impuissans, alors le cas est fort grave; l'état morbide l'emporte, les fonctions organiques cessent plus ou moins rapidement, en raison des individus et des circonstances, pour dernier résultat : la Mort !

Je dis donc, dans l'intérêt général, qu'une mauvaise définition des rhumes, rend bien souvent les malades assez confians en leur propre jugement, pour oser se traiter eux-mêmes avec tous les prétendus spécifiques expectorans, annoncés comme des remèdes infaillibles, et qu'ils les emploient avec d'autant plus de confiance qu'ils doivent faire cracher, bien convaincus qu'ils sont, qu'il ne peut y avoir pour eux de guérison entière, sans une expectoration abondante; erreur d'autant plus funeste qu'elle peut être une cause mortelle pour les personnes phthisiques.

Je dis encore dans cette notice, que le praticien doit, par tous les moyens possibles, tâcher de prévenir la suppuration des poumons chez les personnes phthisiques, ou disposées à le devenir, et à enrayer la maladie lorsqu'il ne peut en espérer la guérison.

Tel est le but principal de cette notice: bien convaincre les malades atteints de maladies inflammatoires aigües des voies conductrices de l'air dans les poumons, avec disposition phthisique, de la nécessité, de l'urgence qu'il y a de soigner la fluxion à la fois morbide et réactionnaire; en les priant en même tems de ne jamais prendre sur eux d'avoir recours aux Expectorans, au début et dans le cours d'une inflammation aigüe, parcequ'ils stimulent les tissus malades, en ajoutant une nouvelle excitation à celle déterminée par la nature médicatrice, presque toujours elle-même trop énergiquement réactionnaire.

ESSAI MÉDICAL

L'ABUS ET LE DANGER DES EXPECTORANS,

AU DÉBUT ET DANS LE COURS

DE LA

PHTHISIE PULMONAIRE

MIS A LA PORTÉE DES PERSONNES DE TOUTES LES CLASSES ET DE
TOUTES LES CONDITIONS.

Si j'en excepte les médecins, qui, je le pense bien, n'ont pas besoin qu'on leur signale un abus généralement connu d'eux, cet écrit convient à toutes les personnes de tous les rangs et de toutes les professions.

On verra très facilement et très promptement, que je ne vise pas à faire un volume, puisque si telle eut été ma pensée, il m'eut été facile de le grossir à l'aide de compilations, de citations et d'extraits des nombreux ouvrages où il est traité fort au long, des maladies qui attaquent la poitrine.

N'ayant pas cette intention, j'épargnerai le tems de mes lecteurs en ne cherchant pas les moyens d'allonger le sujet, et s'ils veulent en savoir davantage, ils pourront lire les ouvrages qui traitent spécialement et tout particulièrement des maladies inflammatoires des principaux organes de la respiration.

Je m'éloignerai le moins possible de mon but principal : *signaler l'abus des Expectorans et y substituer un traitement plus méthodique et plus rationnel.*

Les inflammations des poumons ou des dépendances de ces organes, ont été observées et traitées par des médecins fort recommandables : Huxham a traité la fluxion de poitrine sous le nom de Péripneumonie catarrhale; Hoffmann a parlé de la même maladie sous le nom de Pleurésie humide; Selle et Sydenham l'ont désignée sous le nom de Fausse Pleurésie; Pinel et beaucoup d'autres médecins l'ont appelée Catarrhe pulmonaire; les modernes lui ont donné le nom de Bronchite (*Bronchitis*); ces différentes désignations se trouvent réunies, dans la simple dénomination de *Rhume de poitrine*, synonyme de catarrhe (*catarrhus*).

A. Portal et Bayle se sont occupés de la phthisie pulmonaire; nous pouvons dire même que ces célèbres et respectables médecins, ont traité ce sujet avec beaucoup de sagacité et de talent. Nous devons aussi à Laennec dont le nom honore les fastes de l'histoire de la médecine moderne, de s'être livrés à l'étude de cette maladie, et de s'être ainsi mis à portée de faire de curieuses recherches et d'excellentes observations, que l'homme de l'art peut toujours consulter avec fruit.

J'entends par rhume, catarrhe de poitrine, toute irritation assez aigüe pour déterminer la toux avant d'atteindre les poumons; les inflammations de ces parties attaquent très ordinairement la musqueuse nasale d'abord, ensuite, le larynx et les bronches, jusque dans leurs plus petites divisions, puis enfin, le parenchyme même des poumons où la suppuration occasionne les plus grands ravages, surtout lorsqu'elle est secondée et même provoquée par les Expectorans.

Les inflammations de la poitrine commencent par un sentiment de froid, bientôt suivi de chaleur que je nomme réaction; effet conservateur, trop souvent pris et combattu pour la maladie même.

L'un des côtés du thorax peut être douloureux, sans que cependant la douleur augmente au moment de l'entrée de l'air; cet effet aurait plutôt lieu au moment où ce fluide est chassé des poumons (expiration); bien souvent on remarque de l'oppression; la toux est plus ou moins forte, suivant le degré de l'inflammation et la disposition du malade.

Les symptômes les plus ordinaires de la phthisie sont: la chaleur presque continue ou réaction; de tems à autre, le frisson qui caractérise le désordre ou état morbide; la toux, l'insomnie, les douleurs de poitrine, les sueurs, le vomissement, les aphthes et l'œdematie des membres : tels sont, en masse, les symptômes qui décèlent les inflammations de la poitrine; mais la réunion de tous ces accidents n'est pas nécessaire pour que la maladie existe.

A combien de misères notre pauvre espèce humaine n'est-elle donc pas exposée ! Cependant, il est beaucoup de maladies qui n'existeraient pas parmi nous, si nous nous rapprochions un peu plus de l'état de nature. Qu'on ne tire pas en conséquence de cette simple observation, que je sois d'avis que nous devions entièrement regretter de vivre en société; non, cet état me paraît certainement très digne de la créature douée d'assez d'intelligence et d'assez de sensibilité, pour s'élever jusqu'à l'admiration de l'étonnante autant qu'indéfinissable puissance créatrice de l'univers.

Du reste, si nous fixons un instant nos regards sur les affreuses maladies nées de nos besoins, de nos habitudes et de nos relations, nous conviendrons alors qu'il y a de grandes améliorations à apporter dans notre organisation sociale, dans l'intérêt sanitaire des grandes masses.

De toutes les maladies que nous rencontrons sous toutes les latitudes du globe, les plus communes sont bien certainement, celles qui atteignent la poitrine; le genre de vie, l'état atmosphérique d'un lieu habituellement froid et humide, la manière de se vêtir, le mauvais traitement des rhumes, la transmission héréditaire, la communication dans l'état conjugal peut-être aussi, sont autant de causes qui peuvent agir sur un très grand nombre de personnes et développer ces inquiétantes affections morbides.

On sait que Rouen présente beaucoup d'inflammations de poitrine; on peut dire aussi qu'elles y sont souvent funestes sous l'empire du traitement ordinaire trop généralement et trop scrupuleusement suivi.

Personne ne doit ignorer que le froid humide est redoutable par ses effets morbides, sur l'organisme en général, et tout particulièrement sur les poumons, par suite de répercussion de sécrétion à la surface extérieure de la peau.

Comment notre ville pressée de fort près, et couronnée par de hautes montagnes dans les trois quarts de sa circonférence, placée au voisinage d'un fleuve dans son autre quart, souvent perdue ou pour mieux dire ensevelie dans d'épais brouillards, inondée par des pluies très fréquentes et très abondantes, comment, dis-je, ne serait-elle pas froide ? la température s'y maintient si constamment froide et humide, qu'un ancien professeur de chimie, racontait quelquefois qu'un hygromètre qu'il avait chez lui, ne s'était trouvé qu'une seule fois au *très sec,* dans l'espace de quinze années; M. Vitalis, qui citait cette observation, habitait alors la partie la plus élevée de la ville.

M. le docteur E. Pariset, secrétaire perpétuel de l'académie royale de médecine, nous ayant doté d'une excellente traduction en français du texte grec des aphorismes du plus célèbre médecin de l'antiquité, c'est à son talent que j'ai recours pour mettre à la portée de tous mes lecteurs, des citations et des préceptes qui datent d'un très grand nombre de siècles, et qui pour cela même, n'en sont que plus admirables.

HYPPO. APHO. 24. Section 5.

» Les corps froids, la neige, la glace sont en-
» nemis de la poitrine, ils y provoquent la toux,
» les hémorrhagies, les fluxions. »

L'humidité de la ville de Rouen est très remarquable dans les parties qui longent la Seine; nous pouvons citer le quartier Martainville; cependant disons ici à la louange du maire actuel, de M. Henry Barbet, qu'il s'occupe avec ardeur de l'assainissement de ce côté de

la ville, en élargissant d'anciennes rues et en
en faisant percer de nouvelles. Tout le monde
sait, que malgré le zèle d'un bon administrateur, toutes les améliorations ne peuvent avoir
lieu spontanément, aussi, parcourez encore en
ce moment ce quartier et vous y verrez des rues
étroites, sales et dégoûtantes; des maisons qui
pour la plus grande partie, sont fort sombres
et peuplées au rez-de-chaussée jusqu'au grenier
de différentes familles dont une occupe chaque
pièce; hommes, femmes, enfants, tous couchent
pêle-mêle sur une paille que leur affreuse misère
ne leur permet pas de renouveler souvent, et
pour comble de malheur, ces misérables sont
pour le plus grand nombre poussés dans de
grands établissements où, par un excès de travail et la vue de mauvais exemples, ils achèvent
de détruire leur santé et de corrompre leurs
mœurs. Honneur à M. Barbet! qui a commencé
l'amélioration sanitaire de ce quartier, en trans-
formant le clos Saint-Marc, lieu infect et dé-
goûtant, il y a quelques années, en une vaste
place aujourd'hui bien aérée et entourée de
maisons propres et bien bâties. Puisse le zèle de
cet administrateur ne pas se ralentir au com-
mencement d'un si grand bienfait! C'est en

marchant toujours et hardiment dans ce sentier
de philantropie et d'humanité, qu'il assure à
sa personne et à son administration une page
honorable dans le présent et dans l'avenir.

Malgré tout mon respect pour un savant natu-
raliste, je dirai, contre son avis, que les gens
du peuple sont beaucoup plus souvent victimes
des évènemens et des maladies que les personnes des hautes classes de la société, et cela
en raison même de leur profession et de leur
position sociale;

Mal nourris, mal vêtus et mal logés, ils vivent
ainsi que les riches, sous l'influence d'une même
température et d'un même lieu, mais ces der-
niers peuvent au moins opposer aux agens nuisibles une meilleure méthode pour diriger leur
santé, suite d'une éducation plus soignée; une
nourriture plus forte et plus saine; suivre une profession moins dangereuse et moins fatigante; user
de vêtemens plus propres et plus convenables
pour les diverses saisons; avoir des habitations
plus soignées et mieux situées, considérations à
l'aide desquelles, on peut se rendre compte des
causes qui rendent plus fréquentes, dans la

classe indigente, les névralgies (1), le rachitisme
(2), le carreau (3), les scrophules (4), la phthisie
pulmonaire(5); cependant quant à cette dernière
maladie, la balance se trouve à peu près égale
dans les diverses classes de la société.

L'argent signe représentatif de tous les abus,
de tous les bienfaits et qui sert trop ordinairement aux jeunes gens riches pour se livrer à
tous les excès et à tous les plaisirs, la vie trop
molle et trop efféminée des personnes du sexe,
la compression extrême des organes de la respiration, dans des corsets trop étroits et beaucoup
trop serrés autour du thorax, y donnent très
fréquemment lieu.

Pour peu qu'on y veuille faire attention on
se convaincra que beaucoup de personnes qui
croiront ne rien voir de nouveau dans cet écrit,
seront probablement du nombre de celles qui

(1) Les rhumatismes

(2) Le ramolissement des os.

(3) Les engorgemens des glandes.

(4) Les humeurs froides.

(5) La désorganisation purulente des poumons.

sont le plus souvent en défaut dans le traitement des inflammations de poitrine.

Il est bien peu de maladies qui, plus que
celle-ci, soient soignées, généralement parlant,
d'une manière plus indifférente et plus routi-
nière. On prend par habitude et comme devant
suffire pour opérer la guérison entière, différens
adoucissans; mais le plus ordinairement même,
le malade a recours à beaucoup de préparations
composées, toujours annoncées aussi bonnes pour
les inflammations les plus invétérées que pour
les plus récentes. Cependant, le moindre des
inconvéniens de ces remèdes, est de laisser le
malade dans une sécurité qui trop souvent,
devient funeste. Certes il est souvent imprudent,
surtout pour les personnes phthisiques ou disposées à le devenir, de n'opposer que des adoucissans au début des inflammations aigües de la
poitrine; mais il est toujours dangereux d'em-
ployer exclusivement dans ces maladies, cette
grande quantité d'Expectorans si vantés, et surtout lorsque l'inflammation aigüe des canaux
bronchiques, communique avec les poumons.

Il n'échappe pas aux vrais observateurs, que
beaucoup de malades atteins d'une toux qui

suppose toujours un degré plus ou moins consi-dérable d'inflammation, prennent, soit de leur chef, soit même sur un avis officieux, diverses préparations de pâtes et de sirops expectorans, et cela, à l'exclusion du traitement le plus essen-tiel au début, je veux parler des émissions de sang.

Sous l'empire des médicamens dont le but est de provoquer l'expectoration, l'action vitale est ordinairement en excès dans la partie malade, la réaction, en un mot, a trop d'énergie.

En effet, quel est le médecin un peu instruit qui pourrait nier, que les remèdes expectorans ajoutent à l'excitation déjà existante dans la partie malade? Ce serait repousser un fait très évident, et même, ne pas savoir se rendre compte de ce qu'on veut obtenir rationnellement dans l'espèce, c'est-à-dire, une expectoration provoquée par une augmentation d'excitation dans l'organe malade.

De toutes les lésions organiques, celles qui atteignent les poumons, sont bien certainement celles qu'on rencontre le plus fréquemment; de ce grand nombre de rhumes et d'inflammations de la poitrine, il résulte que c'est aussi ce genre de lésion que le charlatanisme met le plus à contribution; un malade entièrement étranger aux plus simples notions médicales, ne pouvant lui-même mesurer toute l'étendue de son mal, ne voyant le plus ordinairement, qu'un simple rhume dans la lésion la plus grave dont la poitrine puisse être atteinte, craindra-t-il de se traiter d'une maladie qu'il considère comme étant fort légère? Non, sans doute; bien plus confiant en lui-même qu'en l'homme de l'art, qui, pour acquérir d'utiles connaissances, aura pu sacrifier sa santé, son tems et peut-être sa fortune, il a recours aux nombreux et faux spécifiques, parcequ'ils sont annoncés pour très convenables dans les inflammations aigües ainsi que dans les inflammations chroniques, états morbides, bien différens dans leur appréciation par le vrai et digne praticien.

De toutes les compositions expectorantes inventées jusqu'à ce jour, il n'y en a pas une seule qui puisse être regardée comme spécifique au début de la phthisie pulmonaire; je le répète, les expectorans ne peuvent être que nuisibles et dangereux.

Les malades qui trop crédules ou trop confians, s'en rapportent à des annonces trompeuses, abusent de ces remèdes très contraires dans cette maladie inflammatoire, et ne font ainsi qu'augmenter l'iritation au lieu de la diminuer. Serait-il donc rare de trouver encore aujourd'hui, malgré qu'on vante beaucoup le progrès des intelligences, de trouver, dis-je, beaucoup de personnes imbues de préjugés tels, qu'elles excuseraient encore les mauvais effets de ces médicamens, en disant qu'un rhume bien soigné peut durer quarante jours.

Le malade trompé sur son genre de maladie, mal prévenu d'ailleurs sur le compte des médecins en général, s'administre lui-même les médicamens; cependant il ne connait ni le genre de sa maladie, ni son degré plus ou moins avancé, ne peut recevoir d'avis salutaires de celui qui lui livre le remède, le dépositaire étant le plus ordinairement un individu tout-à-fait étranger aux connaissances médicales et pharmaceutiques; c'est égal, ces considérations ne sont pas pour lui de nature à l'arrêter; le prospectus dit que le remède est un spécifique pour la guérison des rhumes et des maladies de poitrine, il le prend donc avec une bien grande confiance.

Mais quel est le résultat ordinaire de ce mauvais emploi des remèdes expectorans, qui ne
peuvent avoir d'action, pour justifier leur titre,
que parcequ'on fait entrer dans leur composition, quelques substances plus ou moins stimulantes, comme la scille, le kermès minéral, le
soufre doré d'antimoine, l'ipécacuanha, le tartre
émétique, les mercuriaux, le muriate de baryte,
les sulfureux, les vénéneux, l'acide hydrocya-
nique étendu, l'acétate de plomb, etc. ?

C'est que l'inflammation qui existe sur l'un
des points des organes ou de leurs dépendances
qui servent à la respiration, ne fait que s'accroî-
tre d'une excitation nouvelle.

Règle générale: lorsqu'il existe une irritation,
une fluxion sur la poitrine, le malade éprouve
en même tems une faiblesse, une langueur, une
perte de forces dans toutes les parties éloignées
du siége du travail inflammatoire; il ignore que
la nature réagissante et conservatrice vient concentrer une partie des forces vitales sur l'organe malade, pour lutter contre l'état morbide.

Pourquoi arrive-t-il donc si souvent dans la
pratique de l'art de guérir, que cet effort con-

servateur de la nature si bienveillante soit à
tort, combattu ou pour cause de la maladie ou
pour la maladie elle-même! Une idée nouvelle,
qui nous appartient en propre est pour nous,
depuis hien des années un principe fondamental:

Apprécier et bien distinguer la réaction.

La règle établie plus haut s'applique à bien
d'autres lésions organiques qu'à celles des poumons; de là cette crainte si ordinaire aux malades de succomber de faiblesse, même les pre-
miers jours de maladie; je suis faible, dit le
malade; aussi dans le but de le soutenir, des
parents, des amis, ou même la garde malade, ont
non seulement recours aux Expectorans, mais
encore aux potages faits avec des substances fort
nourrissantes, au bon et fort bouillon, et très
souvent même au vin chaud bien sucré. Des
remèdes ou des alimens plus ou moins stimulans, ont quelquefois réussi à ralentir la marche
des inflammations de la poitrine en déterminant
momentanément, et très probablement dans
l'estomac, une réaction plus forte que celle des
poumons, effet que je crois fort bien justifié
dans cet aphorisme d'Hyppocrate, traduit par M.
le docteur E. Pariset:

» De deux douleurs nées en même tems, et
» dans un lieu différent, la plus violente, doit
» emporter l'autre. »

Les maladies qui atteignent la poitrine sont
fort dangereuses ou presque toujours disposées
à le devenir; le plus petit désordre dans les
organes qui servent à la grande fonction de la
respiration, est toujours d'une grande importance, en raison de ses rapports directs avec un
autre acte très essentiel à la vie, je veux parler
de la circulation du sang.

La respiration et la circulation du sang, ne
peuvent s'exécuter d'une manière avantageuse
pour l'homme, qu'autant que les agens principaux de ces grandes fonctions sont dans les
meilleures dispositions possibles.

Santé, maladie, réaction, sont trois états ordinaires à la vie de l'homme, que le médecin est
plus à même d'apprécier que d'autres personnes, en raison de la nature de ses études obli-
gatoires.

Disons-le donc ici en passant, l'étude de
l'anatomie commande l'admiration. Que de sa-
vantes et profondes combinaisons dans l'organi-

sation physique de l'homme! tout y indique positivement une puissance infinie qui a voulu que nous portassions en nous-même un témoignage évident de sa grandeur, et qui, pour nous confondre, ajoute encore à ce mécanisme si merveilleux, le don d'une intelligence plus admirable et plus merveilleuse encore. La régularité parfaite de toutes les fonctions vitales constitue le bien-être individuel (la santé). Le plus petit désordre apporté à cette régularité, à cette harmonie de tout l'organisme, détermine l'état morbide (la maladie), et dans ce dérangement, la nature, le plus ordinairement, ne reste pas inerte, elle tend par des efforts conservateurs au rétablissement de l'ordre, c'est la réaction.

Louons Auvenbruger et Corvisart d'avoir fait revivre parmi nous le mode d'explorer la poitrine, mode qui du temps d'Hyppocrate, se désignait par le mot de *succussion*.

Le but était dans ce temps-là, comme il l'est encore aujourd'hui de reconnaître, d'apprécier exactement les lésions morbides des principaux organes de la respiration.

Un fait médical qui mérite d'être sérieusement pris en considération pour l'opposer aux insensés qui nient même l'utilité des secours d'un médecin prudent, qui n'est et qui ne veut être que l'interprète et l'auxiliaire de la nature, c'est que les plus habiles médecins ont toujours regardé les maladies inflammatoires de l'appareil respiratoire comme étant d'une bien grande importance, même celles que le peuple croit fort simples.

Souvent ces maladies attaquent avec une malignité tellement insidieuse, que les meilleurs secours de l'art ne réussissent pas toujours.

Laissons au temps, aux faits et à l'expérience à faire justice de la vertu spécifique des vomitifs au début des inflammations de poitrine; seulement souvenons-nous que cette doctrine n'est pas nouvelle; que le nombre des victimes de la méthode de Rasori a été immense! et que notre grand oracle en médecine, Hyppocrate a dit :

Apho : 8, section 4.

» Gardez-vous d'évacuer les phthisiques par » le haut. »

Certainement il est bien téméraire, le malade qui s'administre les Expectorans au début d'une inflammation aigüe de la poitrine, et bien fou de croire que son opinion doit l'emporter sur l'avis des plus célèbres médecins.

Dans les inflammations de la poitrine, avec tendance à la phthisie, que les malades ne prennent jamais de leur chef de ces pâtes, pastilles, tablettes, jus, extraits, gelées, conserves, sirops, etc., remèdes dans la composition desquels entre le plus ordinairement ainsi, que je l'ai déjà dit, quelques subtances plus ou moins stimulantes.

Il n'est pas une inflammation de poitrine tant soit peu aigüe, où la saignée de bras, une apposition de sangsues, ne soit de beaucoup préférable à l'emploi de tous ces faux spécifiques, lorsqu'on a négligé d'avoir recours à la seignée dès le début qui est le moment le plus efficace, qu'on ne recours pas aux remèdes Expectorans, capables d'ajouter à la réaction une surexcitation dangereuse, et d'occasioner même, au bout d'un certain tems de leur emploi, des points de suppuration dans l'un des poumons ou même dans tous les deux, ainsi que dans ma pratique, j'en eus un exemple sous les yeux.

La malade dont je veux parler, réclama mes soins après avoir pris infructueusement pendant huit mois une énorme quantité de prétendus spécifiques Expectorans; confiante aux promesses des marchands de ces faux spécifiques, elle crut fort inutile de se faire tirer du sang, imbue comme tant d'autres, de ce vieux préjugé: qu'il n'en faut jamais perdre; je dis préjugé, car nous voyons bien souvent la nature user de ce moyen et se suffire à elle-même par une évacuation de sang, très convenable et très salutaire pour le malade.

Elle devait ignorer, cette dame, que malgré qu'il y ait dans l'ensemble des vaisseaux la quantité de sang pour l'entretien de la vie, il peut arriver cependant, qu'une partie du corps en reçoive aux dépens des autres, ce qui constitue un état morbide, et que de cette circonstance nait une fluxion où viennent, en plus ou moins grande quantité, se concentrer les forces vitales réactionnaires qui étant en excès, réclament des émissions de sang, pour débarrasser la partie où une trop grande affluence existe.

Jamais indication de tirer du sang ne fut plus prononcée que chez cette dame, d'un tempérament très sanguin, d'un très grand embonpoint, ni dans un cas plus pressant, puisque d'après ce qu'elle me dit, je suis convaincu que les poumons avaient été frappés comme d'un coup d'apoplexie.

Le conseil le plus avantageux qu'on puisse donner au malade, d'un tempérament fort et sanguin, est celui de réitérer les émissions de sang plus ou moins, et en raison de la plus ou moins grande énergie réactionnaire; mais au début, il est d'une bien grande importance de débarrasser promptement l'organe malade de la trop grande quantité de sang qui l'opprime, et qui doit y déterminer une réaction trop forte et même pernicieuse, sous l'empire du traitement par les Expectorans stimulans.

Que toutes les personnes qui approchent du malade, soient bien persuadées qu'il est de leur devoir, de mettre la plus grande prudence possible dans leur conduite, que sous peine d'une grande responsabilité morale, elles doivent suivre en tous points l'avis du médecin, qui jamais ne doit avoir lui-même la faiblesse de céder aux sollicitations d'un malade peu soucieux de perdre son sang; trop de complaisance dans un cas pressant, serait une faute qu'on ne pourrait peut-être plus réparer, après avoir manqué l'occasion d'y satisfaire.

Hyppocrate, Aphorisme 1er Section 1ere dit :

» La vie est courte, l'art est long. l'occasion fugitive, l'expérience trompeuse, le jugement difficile; il faut non seulement que le médecin fasse ce qui convient, mais encore que le malade, ceux qui l'approchent et tout ce qui l'environne concourent au même but».

Les émissions de sang étant de toute nécessité au début de ces inflammations, et tout particulièrement sur des sujets d'un tempérament sanguin, ne les négligeons donc pas envers nos malades, si nous ne voulons pas qu'on nous adresse à nous-mêmes ce que Rouelle disait de Bordeu:» Il a tué mon frère en ne le saignant pas ».

Sans ce préalable dans les inflammations aigües dont la poitrine peut être atteinte, toutes les tisanes et préparations expectorantes ne servent seulement qu'à satisfaire l'imagination. Beaucoup de personnes qui prennent des pâtes, des pastilles, des jus, des extraits, des sirops, tous remèdes composés, et qui, chaque jour boivent des pots de tisane, n'en voient pas moins la toux augmenter et la congestion inflammatoire devenir plus forte, jusqu'à ce qu'enfin vienne l'expectoration, toujours si fatale aux personnes phthisiques.

D'après tout ce que j'ai dit, il est facile de voir, que le traitement ordinaire, qui se compose d'une énorme série de tisanes expectorantes et adoucissantes, d'émulsions, de loochs, de pâtes, de pastilles, de sirops, de laitages, etc., etc., n'est point le traitement le plus convenable pour guérir les inflammations de poitrine, lorsqu'elles sont encore curables; il vaut infiniment mieux, suivant moi, pour arrêter ou pour ralentir seulement la réaction, le plus ordinairement trop forte, bannir dès le début, toutes les préparations expectorantes et stimulantes; pour avoir recours aux émissions de sang d'abord, puis aux acides végétaux sous forme de potions et de sirops très sucrés, donnés à petites doses et en très petite quantité à la fois.

La supériorité des antiphlogistiques dans cette circonstance, n'est pas douteuse, et si la maladie ne peut être guérie sur tous les sujets, on parvient du moins à l'enrayer chaque fois qu'elle tend à se montrer.

Je crois superflu de constater ici, que tout traitement est nul, lorsqu'on a laissé la suppuration envahir et désorganiser les poumons; alors les préparations acidulées doivent être données aux malades à doses d'autant plus faibles que la maladie est plus avancée, car dans ces cas extrêmes, il faut bien se garder de pratiquer la saignée, ou d'arrêter trop brusquement l'expectoration, quoique déjà elle porte en elle l'élément fatal : la Mort!

Dans le fait même, qui le croirait? Beaucoup trop de personnes phthisiques ou seulement disposées à le devenir, croient encore que l'unique indication dans les inflammations de poitrine, est de provoquer une abondante expectoration; aussi, opiniâtrement imbues de ce préjugé, elles accordent la plus grande et la plus absolue confiance aux Expectorans qui, plus que d'autres remèdes, satisfont pleinement à de vieilles idées, débris usés, antiques et vermoulus du système de l'Humorisme. nous crachons beaucoup d'humeur, nous guérirons : voilà leur grande joie et toute leur espérance. Pauvres malades! Quel est votre erreur! Après une année, et quelquefois plus ou moins, que trouvez-vous? La guérison? Non, le plus ordinairement, la Mort!

Des malades à tempérament robuste et qui ont la poitrine bien conformée, supportent souvent, il est vrai, l'expectoration et même, sans autre remède qu'une naturelle et bienfaisante réaction; mais il est fort rare qu'on se contente de laisser agir la nature, et qu'on l'aide seulement; aussi combien de personnes sont-elles atteintes de difficultés de respirer, et même de phthisie, par suite de mauvais traitemens.

L'expectoration devant être funeste aux personnes phthisiques, ou seulement à celles qui peuvent avoir une disposition à cet état, combattons-là dès le principe, et tâchons de l'empêcher d'avoir lieu.

L'homme de l'art qui voit bien différemment que le vulgaire, guidé par des connaissances justes, exactes et précises, n'attend pas que la congestion soit complète et l'état réactionnaire trop en excès, pour venir très promptement à l'aide de la nature, afin d'éviter de plus grands désordres ; aussi, dès le début, a-t-il recours aux émissions de sang, plus ou moins répétées et sagement combinées, au régime et à une température douce. Modérer la toux chez les personnes atteintes de phthisie, c'est leur rendre un très grand service ; mais l'arrêter et qu'il n'en résulte pas le plus petit désordre, c'est pour elles le plus grand des bienfaits.

Si le malade, obtenant une guérison plus prompte par ces moyens secondés des acides végétaux, fort sucrés et donnés à petites doses, accorde au médecin intelligent moins de mérite qu'à celui qui aurait laissé l'inflammation suivre une marche plus longue et beaucoup plus compromettante, qu'on n'en soit pas surpris ; c'est un genre d'injustice très ordinaire ; mais une considération semblable, ne doit cependant pas faire dévier le médecin honnête homme, d'une seule ligne des devoirs honorables, dictés par le noble enthousiasme qu'il doit éprouver pour sa profession, et dans l'intérêt de l'humanité.

De tout ce qui précède, je conclus : que les personnes phthisiques ou seulement dispo-

sées à le devenir, ne doivent jamais faire
usage des Expectorans au début de la maladie, et dans le cours d'une réaction énergique;
puis je terminerai cette notice, aussi désin-
téressée que consciencieuse, en citant encore
notre grand oracle en médecine, et quelques
unes de ses indications du danger qui précède, accompagne ou suit les inflammations
aigües de la poitrine, pour montrer ainsi que,
dès ces tems reculés, l'observateur par excel-
lence, l'immortel Hyppocrate, semblait vouloir
nous laisser deviner par ses tableaux, frappans
de justesse et de vérité et si bien exprimés
dans notre langue par l'honorable et savant
docteur E. Pariset, digne traducteur du texte
grec de notre illustre et grand maître, qu'il
fallait faire avorter ou enrayer ces fluxions,
si souvent fatales aux personnes phthisiques.

HYPPO. APHO. 7 Section 8 :

» Les phthisies ont lieu surtout de dix-
» huit à trente-cinq ans. »

HYPPO. APHO. 11 Section 7 :

» Si la pleurésie se change en péripneu-
» monie le cas est très grave. »

HYPPO. APHO. 12 Section 7 :

» Si la phrénésie succède à la péripneumonie,
» le cas est dangereux».

HYPPO. APHO. 13. Section 5 :

» Les crachemens d'un sang écumeux viennent
» des poumons».

HYPPO. APHO. 15. Section 7.

» Le crachement de pus qui succède au
» crachement de sang, est mauvais. »

HYPPO. APHO. 16 Section 7 :

» Le crachement de pus amène la phthisie
.» et la colliquation ; c'est un mal, et quand
» les crachats se suppriment le malade
» meurt. »

HYPPO. APHO. 14 Section 5 :

» Le diarrhée des phthisiques est mor-
» telle. »

HYPPO. APHO. 11 Section 5 :

» Si les phthisiques perdent leurs cheveux,
» si leurs crachats jetés sur des charbons

» ardens exhalent une mauvaise odeur, la
» maladie est mortelle. »

HYPPO. APHO. 12 Section 5.

» Les phthisiques qui perdent leurs cheveux,
» meurent lorsque la diarrhée survient. »

HYPPO. APHO. 78. Section 7:

» Au vomissement de sang succèdent la
» phthisie et l'expectoration purulente; à la
» phthisie, le catarrhe de la tête; à ce catar-
» rhe, le flux de ventre; au flux de ven-
» tre, la suppression des crachats et à cette
» suppression, la Mort. »